DE LA

PRESSION ARTÉRIELLE

DANS LA FIÈVRE TYPHOÏDE

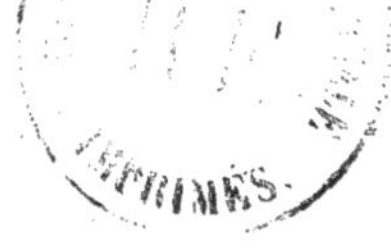

PAR

Léopold VILLENEUVE

DOCTEUR EN MÉDECINE

PHARMACIEN DE 1re CLASSE

LAURÉAT DE L'ÉCOLE SUPÉRIEURE DE PHARMACIE

PRÉPARATEUR D'ANALYSE ET TOXICOLOGIE

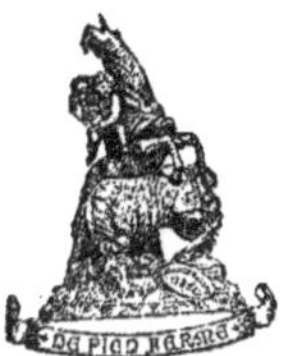

MONTPELLIER

G. FIRMIN ET MONTANE, IMPRIMEURS DE L'UNIVERSITÉ

Rue Ferdinand-Fabre et Quai du Verdanson

1899

PERSONNEL DE LA FACULTÉ

MM. VIALLETON . . . . DOYEN
HAMELIN (✻) . . . . ASSESSEUR

Professeurs

Hygiène.	MM. BERTIN-SANS.
Clinique médicale	GRASSET (✻).
Clinique chirurgicale.	TEDENAT.
Clinique obstétric. et gynécol.	GRYNFELTT
Thérapeutique et matière médicale. . . .	HAMELIN (✻).
Clinique médicale	CARRIEU.
Clinique des maladies mentales et nerv.	MAIRET (✻).
Physique médicale.	IMBERT
Botanique et hist. nat. méd.	GRANEL.
Clinique chirurgicale.	FORGUE.
Clinique ophtalmologique.	TRUC.
Chimie médicale et Pharmacie	VILLE.
Physiologie.	HEDON.
Histologie	VIALLETON.
Pathologie interne.	DUCAMP.
Anatomie.	GILIS.
Opérations et appareils	ESTOR.
Microbiologie	RODET.
Médecine légale et toxicologie	SARDA.
Clinique des maladies des enfants	BAUMEL.
Anatomie pathologique	N...
Id. Bosc (Ch. du c.)	

Doyen honoraire : M. MAIRET (✻).
Professeurs honoraires: MM. JAUMES, DUBRUEIL (✻), PAULET (O. ✻)

Chargés de Cours complémentaires

Accouchements.	MM. VALLOIS, agrégé.
Clinique ann. des mal. syphil. et cutanées	BROUSSE, agrégé.
Clinique annexe des mal. des vieillards. .	VIRES, agrégé.
Pathologie externe	DE ROUVILLE, agr.
Pathologie générale	RAYMOND, agrégé.

Agrégés en exercice

MM. BROUSSE	MM. DE ROUVILLE	MM. GALAVIELLE
RAUZIER	PUECH	RAYMOND
LAPEYRE	VALLOIS	VIRES
MOITESSIER	MOURET	IMBERT
BOSC	DELEZENNE	BERTIN-SANS

MM. H. GOT, *secrétaire.*
F.-J. BLAISE, *secrétaire honoraire.*

Examinateurs de la Thèse

MM. GRASSET (✻), *président.*	MM. RAUZIER, *agrégé.*
GRANEL, *professeur.*	VIRES, *agrégé.*

La Faculté de Médecine de Montpellier déclare que les opinions émises dans les Dissertations qui lui sont présentées doivent être considérées comme propres à leur auteur ; qu'elle n'entend leur donner ni approbation, ni improbation.

Aux mémoires de ma Tante et de mon Oncle

A mon Père et à ma Mère

A mes Frères

A tous mes Parents

L. VILLENEUVE.

A mon président de Thèse

M. le professeur GRASSET

PROFESSEUR DE CLINIQUE MÉDICALE

CHEVALIER DE LA LÉGION D'HONNEUR

L. VILLENEUVE.

A la mémoire de M. le professeur Jeanjean

DIRECTEUR DE L'ÉCOLE SUPÉRIEURE DE PHARMACIE

CHEVALIER DE LA LÉGION D'HONNEUR

A mes Maîtres de la Faculté de médecine

A mes Maîtres de l'Ecole Supér^re de Pharmacie

A mes Amis

L. VILLENEUVE.

AVANT-PROPOS

La question de la pression artérielle chez les typhiques étant à l'étude, nous avons pensé qu'il serait intéressant de poursuivre quelques recherches dans cette voie.

Pendant notre stage hospitalier, du mois de juin au mois d'octobre 1898, dans le service de M. le professeur Grasset, nous avons pu suivre ainsi une cinquantaine de dothiénentériques. La tension a été prise tous les matins, au moment de la visite, trois heures environ après le bain, à l'aide du sphygmomanomètre de M. le professeur Potain. C'est le résultat de nos observations que nous présentons dans ce travail.

Nous avons classé nos cas suivant les formes et les périodes de l'infection, de façon à pouvoir nous rendre compte des variations de la tension pendant les périodes de la maladie et dans chaque forme.

Avant d'entrer dans l'exposé de nos recherches, qu'il nous soit permis d'exprimer à M. le professeur Grasset, dont nous avons suivi les savantes leçons, la vive reconnaissance que nous lui gardons pour l'honneur qu'il nous fait en acceptant la présidence de notre thèse.

Nous ne saurions oublier de remercier notre ami, M. Vedel, qui a bien voulu nous prêter son précieux concours et nous fournir tous les documents pour mener à bien cette étude, ainsi que M. le professeur-agrégé Bosc, qui nous a communiqué, avec la plus grande obligeance, quelques observations personnelles.

Nos remerciements vont aussi à M. Alezais (de Marseille) qui nous a fait part, avec la plus grande bienveillance, de ses nombreux diagrammes de tension.

Nous saisissons l'occasion qui nous est offerte, en terminant nos études médicales, d'adresser à tous nos Maîtres de la faculté de médecine et notamment à MM. les professeurs Carrieu, Estor, Brousse et à MM. les professeurs-agrégés Rauzier, de Rouville, Vallois, nos plus vifs remerciements pour les savants conseils qu'ils n'ont cessé de nous donner.

Nous joignons dans ce même sentiment de profonde reconnaissance ceux qui furent nos premiers Maîtres, les professeurs de l'Ecole Supérieure de Pharmacie.

A la mémoire de M. le directeur Jeanjean, dont nous fûmes pendant si longtemps le préparateur, nous dédions ce modeste travail.

DE LA

PRESSION ARTÉRIELLE

DANS LA FIÈVRE TYPHOÏDE

CHAPITRE PREMIER

HISTORIQUE

Depuis longtemps s'est posé le problème de mesurer la pression du sang dans les artères.

C'est avec Hales, en 1733, que commencèrent les recherches expérimentales à ce sujet. Hales mettait une artère coupée en travers en rapport avec un tube de verre vertical, et la hauteur à laquelle s'élevait le liquide sanguin mesurait la tension sanguine.

En 1829, Poiseuille perfectionna ce procédé en employant un tube en U, rempli de mercure, et mis en relation avec l'artère par l'intermédiaire d'une solution de carbonate de soude destinée à empêcher la coagulation du sang.

Sur ce même principe furent établis les appareils de Magendie et de Claude Bernard.

Avec le kimographion de Ludwig, on pouvait enregistrer les

variations de la pression artérielle indiquées par les oscillations de la colonne de mercure.

Marey et François Franck complétèrent cette méthode graphique grâce à l'emploi d'appareils plus précis : sphygmoscope de Chauveau et Marey, manomètre métallique inscripteur de Marey.

Dès lors, la physiologie était en mesure d'étudier la tension sanguine, ses oscillations normales et ses variations dans telles ou telles conditions expérimentales.

Mais ces procédés de laboratoire restaient inapplicables à l'étude de la tension sanguine chez l'homme. On comprend cependant de quel intérêt pouvait être pareille donnée en vue de l'interprétation des états pathologiques et de déductions thérapeutiques possibles.

Des tentatives nombreuses furent faites ; on essaya, mais sans succès, de mesurer la tension artérielle chez l'homme, avec des instruments à poids ou à ressort.

Le sphygmographe put paraître, un moment, remplir les conditions cherchées. Mais, en fait, il ne donne que des renseignements imparfaits sur la pression sanguine. Marey, lui-même, dit explicitement : « Le sphygmographe ne donne point la valeur absolue de la pression du sang dans les artères.... et n'en peut exprimer que la valeur relative. »

Le sphygmographe, au point de vue de l'étude de la tension, ne peut donc fournir que des renseignements approximatifs.

Aussi le professeur Potain se voyait obligé de constater : « que la clinique se trouvait en somme dépourvue de tout bon moyen pour apprécier avec quelque exactitude cette pression artérielle dont il était si souvent question sans qu'on la connût jamais ».

Mais bientôt la clinique allait entrer en possession d'appareils capables de remplir ces désiderata.

En 1883, le professeur Basch inventait son sphygmomanomètre. Cet instrument consistait en un manomètre à mercure relié par un tube de verre rempli d'eau à une mince calotte de caoutchouc. Il était basé sur le principe que, si l'on comprime extérieurement une artère jusqu'à effacement du pouls, la pression du liquide de la pelote est très sensiblement égale à la pression du sang dans l'artère.

A ce moment, se placent les travaux du professeur Potain, qui a rendu un grand service à l'étude de la mesure de la pression sanguine en mettant à la disposition des cliniciens un instrument parfaitement adapté aux recherches cliniques.

Le sphygmomanomètre de Basch présentait, en effet, des inconvénients multiples au point de vue construction et application. Il appartenait au professeur Potain de rendre cet instrument tout à fait pratique, tout en conservant son principe, dont il reconnaissait l'excellence.

La calotte de caoutchouc était remplacée par une pelote élastique, le manomètre à mercure par un manomètre métallique et le liquide intermédiaire par de l'air. Ainsi se trouve construit le sphygmomanomètre de Potain, qui représente encore, à l'heure actuelle, le plus simple et le meilleur des appareils pour mesurer d'une façon suivie la tension sanguine chez l'homme.

Dans cet appareil, le manomètre indique la pression à laquelle l'air est porté dans l'ampoule quand on comprime celle-ci et la pression de cet air comprimé équilibre la pression intravasculaire maxima.

L'application de ce sphygmomanomètre est excessivement simple puisque tout le mécanisme consiste à écraser la radiale pour y arrêter les pulsations et à juger du moment où l'arrêt se produit.

C'est avec cet instrument qu'ont été menées nos recherches

et, ce faisant, nous avons suivi fidèlement les indications et les conseils que l'on trouvera magistralement exposés dans les mémoires du professeur Potain (*Archives de Physiologie*, 1889), et auxquels devront se conformer tous ceux qui voudront utiliser cet appareil.

L'étude des variations de la pression sanguine au cours des maladies, et, en particulier, dans la fièvre typhoïde, qui nous occupe dans ce travail, ne pouvait être conduite d'une façon précise et, par suite, ne pouvait fournir des données utiles que le jour où la clinique se trouvait en possession d'une méthode parfaitement adaptée à ce genre de recherches. Le sphygmomanomètre de Potain remplissait ces conditions.

Cependant, nous sommes obligés de constater combien sont encore peu nombreuses les données recueillies sur la tension artérielle dans la fièvre typhoïde.

Ce n'est pas qu'une méthode d'information meilleure soit venue supplanter la première, mais on s'est contenté de se faire une opinion plus ou moins exacte de la tension en interprétant les impressions sensorielles fournies par l'examen du pouls et du cœur.

On s'accorde à considérer la fièvre typhoïde comme une maladie hypotensive, mais il nous semble que, dans l'établissement de cette formule, parfaitement vraie dans sa généralité, les cliniciens se sont laissé entraîner par l'étude de tel ou tel des facteurs de la tension sans apprécier, en quelque sorte, le phénomène de la tension sanguine dans son ensemble.

La plupart se sont appliqués à apprécier la tension sanguine par l'examen du pouls : alors le dicrotisme, la rapidité, la faiblesse, la dépressibilité du pouls, ont été donnés comme les signes de l'hypotension.

D'autres ont cherché plus particulièrement à déduire la valeur de la tension sanguine de l'auscultation du cœur : alors l'affaiblissement du premier bruit à la pointe, la tachycardie, le rythme embryocardique, l'affaiblissement du bruit diastolique aortique, ont été donnés également comme les signes de l'hypotension.

Huchard a insisté avec beaucoup de raison sur l'action hypotensive qui incombe à la myocardite typhique. Il est de ceux qui ont montré que, dans l'appréciation de la tension sanguine, il ne fallait pas envisager séparément et, en quelque sorte, d'une façon exclusive, soit le cœur, soit les vaisseaux.

Il est certain, par exemple, que l'embryocardie avec pouls dépressible implique un affaiblissement profond de la tension sanguine, mais il n'est pas moins vrai que l'on n'a point étudié d'une façon suffisante les cas dans lesquels il n'y a pas concordance entre le pouls et le cœur.

MM. Alezais et François sont les premiers, à notre connaissance, au moins en France, à avoir étudié d'une façon suivie, au cours de la fièvre typhoïde, la tension sanguine dans son ensemble. Les résultats auxquels sont arrivés ces auteurs nous paraissent offrir un grand intérêt et c'est à leur suite, en quelque sorte, comme travail complémentaire d'enquête, que nous avons entrepris notre étude. Nous devons cependant faire remarquer que les appareils dont nous nous sommes servi ne sont pas les mêmes que les leurs. Nous avons utilisé l'appareil de Potain. MM. Alezais et François ont employé le sphygmomanomètre de Verdin ; mais il convient d'ajouter que nous avons suivi, les uns et les autres, la même méthode.

CHAPITRE II

ETUDE PHYSIOLOGIQUE

Pour juger de ce qu'est la tension artérielle, il faut se rappeler que la fonction du cœur consiste essentiellement dans le fait de lancer, au moment de chaque systole ventriculaire, 75 grammes environ de sang dans l'arbre artériel avec une force approximative de 300 grammètres. Il faut se rappeler aussi que cet arbre artériel va en s'épanouissant en branches de plus en plus ténues.

Le sang, lancé par le cœur avec une force et, par suite, une vitesse données éprouve une difficulté croissante à s'écouler à mesure qu'il s'éloigne du cœur par suite du frottement exercé sur la paroi des vaisseaux à mesure que leur calibre devient de plus en plus rétréci.

Il en serait surtout ainsi si les voies d'écoulement étaient représentées par des tuyaux rigides, sans souplesse, et l'on conçoit que, s'il en était ainsi, la force d'impulsion cardiaque normale ne serait pas suffisante pour assurer l'écoulement à travers les dernières divisions vasculaires. Mais les conditions physiologiques de la circulation sont autres. Le sang parcourt un système de canaux jouissant de la propriété de s'adapter aux nécessités de la circulation vasculaire.

Les artères sont, en effet, des tubes extensibles et élastiques. Extensibles, c'est-à-dire qu'elles sont susceptibles d'acquérir par distension un calibre supérieur; — élastiques, c'est-à-dire que, une fois distendues, elles reprennent leur calibre primitif.

A l'état physiologique, les artères sont maintenues dans un certain état de distension : 1° par suite de la pression exercée sur leur paroi, d'amont en aval, par les ondes sanguines venant du cœur, — 2° par suite de la pression exercée sur leur paroi, d'aval en amont, par le sang qui éprouve une résistance à l'écoulement périphérique.

Si donc les parois artérielles ne jouissaient que de la propriété d'extensibilité, il en résulterait de la dilatation ; mais, en réalité, l'extensibilité provoque la mise en jeu d'une action contraire, l'élasticité ; c'est-à-dire qu'au delà d'une certaine limite, l'artère distendue tend à revenir sur elle-même et cette force d'élasticité concourt à pousser le sang à la périphérie.

La force avec laquelle une ondée sanguine est lancée du cœur pour parcourir l'arbre circulatoire doit être décomposée, au point de vue mécanique, en deux fractions.

Une partie de cette force, en effet, s'exerce sur la masse sanguine elle-même pour assurer sa progression directe ; l'autre partie s'exerce sur les parois des vaisseaux pour vaincre leur résistance.

Cette dernière force constitue ce que l'on appelle la force de résistance, ou encore la pression de résistance, ou encore la pression latérale.

Elle est de beaucoup plus importante que la force employée pour faire progresser directement le sang, que l'on appelle encore pression de vitesse.

La pression de vitesse est même tellement faible dans les petites voies qu'on peut alors la considérer comme négligeable et dire que la pression latérale représente à peu près complètement la pression totale du sang dans les vaisseaux, c'est-à-dire l'état de tension dans lequel il se trouve.

En clinique, la pression latérale représente la tension sanguine ; or, cette pression latérale est la force qui distend l'artère à chaque systole, qui donne le phénomène du pouls, lequel correspond à l'état de tension de la paroi artérielle, et, c'est dans ces conditions que l'on peut assimiler la pression sanguine et la tension artérielle, comme représentant des forces identiques.

C'est précisément cette tension artérielle, cette pression latérale, que le sphygmomanomètre mesure, le principe de l'appareil consistant à neutraliser la pression interne exercée par le sang sur les parois par l'air comprimé dans la pelote élastique.

La pression artérielle dépendant de deux facteurs, la force du cœur et la résistance des artères, sera modifiée parallèlement aux modifications de ces facteurs pris ensemble ou séparément.

A) Elle sera augmentée :

1° Quand la force du cœur est augmentée et que la résistance des artères l'est également ;

2° Quand la force du cœur étant constante, la résistance des artères est augmentée ;

3° Quand la résistance des artères étant constante, la force du cœur est augmentée.

B) La pression artérielle sera diminuée :

1° Quand la force du cœur et la résistance des artères sont simultanément affaiblies ;

2° Quand la force du cœur étant constante, la résistance des artères est diminuée ;

3° Quand la résistance des artères étant constante, la force du cœur est diminuée.

C) La pression artérielle sera, au contraire, peu ou pas modifiée :

Quand la force du cœur et la résistance des artères seront modifiées en sens inverse l'une de l'autre.

Dans ces cas, il y a neutralisation d'un effet par l'autre, et il en résulte soit une absence de modification dans la pression, quand la neutralisation est parfaite, ou une légère modification de la pression en plus ou en moins, suivant le degré de prédominance des effets de l'un des facteurs sur les effets opposés de l'autre.

Chez l'homme sain, si une cause vient momentanément augmenter ou diminuer l'action d'un des facteurs, il ne tarde pas à se produire une action inverse et proportionnée du côté de l'autre ; il tend à se produire un équilibre de tension.

Cet équilibre de tension nécessite l'intégrité anatomique et fonctionnelle des organes circulatoires et l'intégrité du système régulateur nerveux.

Tout autres sont les conditions pathologiques, et il peut se produire un véritable bouleversement dans le système régulateur de la tension.

Nous avons, pour la commodité, supposé dans l'appréciation des facteurs qui font varier la pression sanguine des forces constantes, centrale ou périphérique, suivant les cas, afin de mieux dégager, dans ces conditions, l'action du facteur variable. En réalité, il n'y a pas de constantes, il y a toujours retentissement d'un facteur sur l'autre pour la réparation des désordres et le rétablissement de l'équilibre.

En clinique donc, deux cas seulement se posent :

1° Les deux facteurs modifiés dans le même sens s'ajoutent pour augmenter ou diminuer la pression ;

2° Les deux facteurs, agissant en sens inverse l'un de l'autre, tendent à neutraliser leurs actions opposées, et s'il en résulte, malgré tout, une modification dans la pression, cette modification est la résultante de leurs actions opposées.

Ce dernier cas que nous avons envisagé est, en quelque

sorte, l'intermédiaire entre l'état physiologique et l'état pathologique, nettement constitué quand les deux facteurs de la pression sont modifiés dans le même sens pour produire des effets additionnés.

Il est certain que l'esprit est satisfait quand, en présence d'une tension indiquée forte ou faible par le sphygmomanomètre, on constate, dans le premier cas, à la fois un cœur énergique et un pouls résistant, dans le second cas, un cœur lâche et un pouls mou. Mais il se présente, en clinique, des conditions moins simples. On peut voir, par exemple, et dans une certaine mesure, la tension artérielle augmentée ou diminuée bien que, dans le premier cas, le cœur paraisse faible et, dans le deuxième cas, paraisse, au contraire, suffisant.

De semblables constatations entraînent facilement un peu d'inquiétude dans l'esprit de l'observateur au point de vue de la valeur des recherches sphygmomanométriques.

En réalité, les renseignements fournis par le sphygmomanomètre restent toujours exacts, mais il faut savoir les interpréter et ne pas demander à l'instrument des indications précises sur la valeur spéciale de l'un ou de l'autre des facteurs de la pression sanguine, alors qu'il est destiné à mesurer la pression sanguine dans son ensemble, laquelle est normalement la résultante de la combinaison de ces deux facteurs.

Normalement, il y a équilibration entre la force du cœur et la résistance des vaisseaux, c'est-à-dire, entre deux forces contraires. A l'état pathologique, il y a relâchement à des degrés variables dans ce système de régulation. L'un des facteurs devenant prédominant sur l'autre, la tension sanguine est modifiée dans un certain sens commandé par le facteur prédominant.

Dans un degré pathologique plus avancé, non seulement il n'y a plus contre-balancement partiel, mais la rupture d'équilibre devient complète et les actions des deux facteurs s'ajoutent dans le même sens.

La déséquilibration de la tension tient à ce que les organes ont perdu leur intégrité anatomique (myocardite, artérite) ou leur intégrité fonctionnelle (bradycardie, tachycardie, embryocardie, irrégularité, arythmie, etc., vaso-constriction, vaso-dilatation, paralysie des vaisseaux), les deux ordres de causes pouvant s'ajouter, la maladie intéressant simultanément les appareils circulatoires et nerveux.

Dans le cas particulier de la fièvre typhoïde évoluant chez les jeunes (artériosclérose, athérome, hors de cause), on peut laisser de côté la question des modifications anatomiques des vaisseaux (l'artérite étant relativement tardive).

En revanche, il faut retenir la question des lésions du cœur, mais il faut aussi ne pas se borner à n'envisager que ce côté cardiaque et se rappeler que le système nerveux qui, à l'état normal, tient la régulation sous sa dépendance, doit être rendu responsable, au moins en grande partie, quand il est altéré, comme dans la fièvre typhoïde, du dérèglement de l'équilibre de tension, dérèglement qui entraîne des variations pathologiques de la tension par l'intermédiaire des actions nerveuses cardiaques (bulbe, pneumogastrique, sympathique) et périphériques (nerfs vaso-constricteurs, vaso-dilatateurs, nerfs sensibles).

Si l'auscultation du cœur donne des résultats certains sur l'état du cœur lui-même, elle ne saurait toujours suffire pour permettre une induction exacte en ce qui concerne la tension. Evidemment le facteur cardiaque paraît être le plus important et c'est pourquoi, le plus souvent, les signes de faiblesse cardiaque correspondent à une diminution de tension ; mais il est des cas où il n'y a pas nécessairement un rapport aussi étroit. Mieux vaut, pour apprécier sainement la tension, interroger le pouls, car l'examen du pouls nous donne, dans la généralité des cas, deux ordres de renseignements nécessaires.

Le pouls nous permet de savoir quel est le degré d'énergie

du cœur, suivant qu'il est fort ou faible, et il nous permet de nous rendre compte des résistances périphériques, suivant qu'il est étalé ou serré.

Les qualités du pouls représentant précisément la résultante des effets cardiaques et vasculaires, représentent donc mieux que n'importe quoi la tension sanguine générale.

C'est donc par le pouls, mieux que par le cœur, que l'on juge la tension ; seulement comme les perceptions tactiles sont quelquefois illusoires, il est bon de les contrôler et de les confirmer en s'appliquant à les enregistrer avec les appareils manométriques.

CHAPITRE III

ÉTUDE CLINIQUE

Nous avons vu en quoi consiste la tension artérielle, quels étaient ses éléments essentiels, cœur et vaisseaux, sous la dépendance, l'un et l'autre, de l'influence du système nerveux, plus particulièrement centre bulbo-médullaire.

Nous avons vu que, normalement, il existait entre ces divers facteurs une harmonie d'où résultait la tension artérielle physiologique; nous avons montré également dans quelles conditions cet équilibre pouvait être faussé ou rompu.

Ces conditions s'observent dans la fièvre typhoïde.

1° En effet, le cœur est presque toujours touché au cours de la fièvre typhoïde dans le sens de la dégénération et, en conséquence, de la faiblesse.

Il est des cas dans lesquels l'altération est très manifeste à nos sens, précoce, pour ainsi dire d'emblée, et alors très expressive (forme dite cardiaque).

Il est d'autres cas où l'altération du muscle cardiaque, dans la fièvre typhoïde, est, au contraire, peu apparente, pour ne pas dire en quelque sorte latente, jusqu'au moment où les accidents éclatent.

Le cœur est donc affaibli dans la fièvre typhoïde ; les signes de cet affaiblissement sont : assourdissement, affaiblissement du premier bruit, embryocardie, etc.

2° Nous savons également que le poison typhique porte son action sur les vaisseaux.

Faut-il incriminer, en ce cas, une altération produite par le poison typhique sur la fibre vasculaire, à l'instar de ce qui se passe du côté du cœur? Il est possible qu'il puisse en être ainsi, si l'on se rappelle les lésions vasculaires que peut laisser après elle une fièvre typhoïde.

Il est possible que cette lésion d'artérite, par exemple, que l'on trouve constituée plus ou moins longtemps après que l'état infectieux général est éteint, puisse remonter aux premières périodes de la maladie.

Il est possible qu'en conséquence, sous l'influence d'altérations anatomiques précoces, les propriétés des vaisseaux soient réduites, que leur contractilité ne puisse plus être mise en jeu, d'où résulte la dilatation, la stase du sang et, d'une façon générale, la faiblesse vasculaire.

3° Mais, en dehors de ces causes anatomiques qui aboutissent à la faiblesse cardio-vasculaire par le processus de la myocardite ou de l'artérite, une grande part doit être faite aux troubles du système nerveux.

C'est le système nerveux qui assure le fonctionnement du cœur et des vaisseaux, qui règle les circulations locales, qui y maintient la tension. Or, dans la fièvre typhoïde, les symptômes de dépression nerveuse sont un des éléments constitutifs de la fièvre typhoïde. On conçoit le rôle que doit jouer le système nerveux pour expliquer les troubles circulatoires et pour faire, dans l'espèce, l'hypotension (paralysie des vaso-moteurs).

On peut donc dire que, dans la fièvre typhoïde, toutes les conditions se trouvent remplies pour que l'hypotension en résulte à un moment donné, altérations anatomiques et troubles nerveux.

On s'accorde à considérer la fièvre typhoïde comme une maladie hypotensive, mais il importe de savoir quand et comment l'hypotension se produit, comme aussi si elle est constante en clinique.

Il importe de rechercher quelles sont les variations de la tension, quelle est sa marche ; rechercher ce qu'elle est suivant les formes et suivant les périodes ; comment et à quel moment elle s'abaisse ; comment et à quel moment elle se relève ; rechercher ce qu'elle signifie en vue du pronostic et de la thérapeutique.

On ne peut guère, en effet, apprécier exactement la tension d'un jour donné, si l'on ne sait comment elle se trouvait la veille, comment elle s'est installée, ce qu'elle devrait être à ce moment de la maladie, ce qu'elle doit être le lendemain ; en un mot, il faut essayer de rechercher quelle est la marche générale de la tension dans le cours de la fièvre typhoïde.

Formes moyennes

Nous avons étudié l'état de la tension dans 16 cas de fièvre typhoïde d'intensité moyenne. Ces cas ont évolué classiquement, sans présenter de particularités notables ; leur durée a varié de trois à cinq semaines et nous avons pu suivre la tension dès la fin du premier septénaire, d'une façon générale.

L'étude des courbes établies avec les chiffres indiquant, tous les matins, la valeur de la tension artérielle chez le même malade et dans les conditions les plus égales nous montre qu'à la période d'état de la maladie, la tension peut être moyenne, autrement dit équilibrée, c'est-à-dire comprise entre 14 et 16 centimètres, soit faible, c'est-à-dire diminuée, inférieure à 14, soit forte, c'est-à-dire augmentée, supérieure à 16.

Nous trouvons ainsi, sur 16 observations envisagées à la période d'état, que la tension a une valeur moyenne dans 9 cas, diminuée dans 5, augmentée dans 2.

Voyons, maintenant, pour chacun de ces groupes, quelle est la valeur de la tension après la période d'état, c'est-à-dire pendant la défervescence, au moment de l'apyrexie et pendant la première semaine de la convalescence (les malades n'ayant cessé d'être observés au lit dans la position couchée.)

A. — *Tension moyenne à la période d'état* (9 obs.).

Parmi les 9 cas où la tension s'est montrée moyenne dans son ensemble à la période d'état, nous voyons que :

1° Au moment de la défervescence, la tension équilibrée à la période d'état subit un abaissement ; à cette période la tension se montre dans 6 cas nettement diminuée, tandis que dans 3 cas la diminution est légère.

Cet abaissement de la tension peut se faire d'une façon régulière, ou bien la chute de pression peut être précédée d'un relèvement passager ;

2° Au moment de l'apyrexie, nous voyons que sur les 9 observations où la tension est équilibrée à la période d'état, 6 fois la tension reste diminuée comme à la défervescence. Dans 3 cas, au contraire, elle s'est, dès ce moment, relevée pour devenir moyenne ;

3° Dans la première semaine de la convalescence, nous voyons que, 2 fois, la tension reste encore diminuée, mais le plus souvent, dans 7 cas, elle est redevenue équilibrée.

B. — *Tension diminuée à la période d'état* (5 obs.).

Sur les 5 observations où la tension s'est montrée diminuée à la période d'état, nous trouvons que :

1° Au moment de la défervescence, dans 3 cas, la diminution n'est pas plus marquée que pendant la période d'état, tandis que, dans 2 cas, la diminution est plus accentuée.

Il est à remarquer que dans ces 2 observations l'abaissement de la défervescence a été précédé d'un relèvement passager ;

2° Au moment de l'apyrexie, 4 fois la tension reste ce qu'elle était dans la période d'état, c'est-à-dire diminuée ; dans 1 cas, au contraire, elle est déjà revenue à l'équilibre ;

3° Au moment de la convalescence, 3 fois la tension reste encore diminuée, dans 2 cas elle est revenue à l'équilibration.

C. — *Tension augmentée à la période d'état* (2 obs.).

Dans ces 2 cas :

1° La tension s'est abaissée au moment de la défervescence ;

2° et 3° Au moment de l'apyrexie et de la convalescence, la tension était équilibrée.

Si maintenant nous envisageons l'ensemble de nos 16 observations, nous trouvons à la période d'état la tension équilibrée dans 9 cas, diminuée dans 5, augmentée dans 2.

Si l'on considère la valeur de la tension après la période d'état et par rapport à celle-ci, nous voyons que :

A la défervescence, nous observons des tensions abaissées, 13 fois sur 16 la tension est diminuée par rapport à ce qu'elle était dans la période d'état.

Dans les 3 autres cas, la tension reste ce qu'elle était à la période d'état, il s'agissait alors de tension diminuée.

A l'apyrexie, nous voyons que 10 fois la tension reste diminuée et 6 fois elle est déjà revenue à l'équilibre.

A la première semaine de la convalescence, 5 fois la tension reste diminuée et 11 fois elle est équilibrée.

Donc on peut dire que la tension s'abaisse, d'une façon générale, à la défervescence, tend à reprendre l'équilibre dès l'apyrexie, dans un tiers des cas environ, et qu'elle atteint cet équilibre dans la première semaine de la convalescence, dans les deux tiers des cas environ.

Formes bénignes

Nous avons étudié semblablement l'état de la tension dans 15 cas de dothiénentérie d'intensité bénigne.

La maladie a duré de 2 à 3 septénaires et les malades ont été observés du cinquième au dixième jour.

A la période d'état de la maladie, nous voyons que la tension est : soit moyenne, soit diminuée en proportions sensiblement égales.

A. — *Tension moyenne à la période d'état* (7 obs.)

Un des cas n'a pas été suivi pendant la période d'état.

1° Au moment de la défervescence la tension diminue dans 5 cas. Dans un cas la diminution est plus tardive et son maximum correspond à l'apyrexie ;

2° Au moment de l'apyrexie, nous trouvons dans 4 cas la tension diminuée, tandis que dans les deux autres cas elle est déjà équilibrée ;

3° Enfin, pendant la première semaine de la convalescence, sur 4 cas seulement suivis, nous voyons que dans 2 cas l'abaissement se maintient encore, tandis que dans les 2 autres la tension a récupéré sa valeur normale.

B. — *Tension diminuée à la période d'état* (8 obs.)

1° Parmi ces 8 cas, au moment de la défervescence, dans 6 cas la diminution a été de 2 centimètres environ et même on remarque que dans 2 cas de ces derniers, l'abaissement de la défervescence a été précédé d'un relèvement, faute de quoi il n'y eût pas eu d'abaissement à la défervescence par rapport à la valeur de la tension de la période d'état.

Dans un cas, cet abaissement ne s'est pas produit, la tension restant à 12.

Enfin, dans un cas, l'abaissement s'est montré net en raison du relèvement marqué qui l'a précédé (16 à 12).

2° Au moment de l'apyrexie, nous trouvons que la tension s'est montrée diminuée dans 7 cas.

3° Pendant la première semaine de la convalescence, nous voyons 3 fois la tension diminuée et 5 fois équilibrée.

Ainsi, sur 15 observations de dothiénentérie bénigne, nous trouvons à la période d'état la tension moyenne dans 7 cas et diminuée dans 8.

A la défervescence, nous notons encore ici l'abaissement de la tension dans la très grande majorité des cas.

A l'apyrexie, dans la plupart des cas, la tension reste diminuée.

Dans la première semaine de la convalescence, au contraire, dans le plus grand nombre des cas, la tension fait retour à la normale.

Il nous a semblé que dans les formes bénignes l'abaissement au moment de la défervescence se faisait un peu plus tard que dans les dothiénentéries d'intensité moyenne, tandis que le remontement se fait au moins aussi vite.

Formes graves

Nous avons observé 5 cas de cet ordre, dont la durée a été de 4 à 6 septénaires, avec adynamie et atteinte profonde du cœur.

Dans 4 cas à la période d'état, la tension est diminuée nettement dans l'ensemble, mais nous trouvons souvent ici de grandes variations d'un jour à l'autre, en rapport avec l'évolution accidentée de ces cas, tant au point de vue des symptômes présentés que de la médication employée.

Dans l'autre cas, la tension peut être considérée comme moyenne (14).

A. — *Tension diminuée à la période d'état* (4 obs.)

Dans 3 cas, nous voyons l'abaissement de la tension se faire d'une façon bien marquée au moment de la défervescence (abaissement 4 centimètres).

Dans un cas, il n'y a pas de diminution, mais il convient de faire remarquer que le malade n'a cessé avant, pendant et après la défervescence, d'être traité par la caféine.

2° Au moment de l'apyrexie, nous trouvons trois fois la tension diminuée, une fois elle est moyenne ;

3° Au moment de la convalescence, la tension n'a été suivie que dans trois cas : dans un cas, la tension reste diminuée, dans les deux autres, elle est moyenne.

B. — *Tension moyenne à la période d'état* (1 obs.)

1° Dans le cas où la tension s'est montrée moyenne à la période d'état, l'abaissement s'est montré marqué à la défervescence (abaissement 3 centimètres) ;

2° et 3° la tension reste diminuée à l'apyrexie et remonte à la normale dans la première semaine de convalescence.

Ainsi, sur 5 observations de dothiénentérie graves, nous trouvons :

A la période d'état, 4 fois la tension diminuée, une fois moyenne.

A la défervescence, dans 4 cas, l'abaissement.

A l'apyrexie, nous trouvons les mêmes rapports dans les valeurs de la tension.

Dans la première semaine de la convalescence, nous trouvons que, sur 4 cas suivis, 3 fois la tension a fait retour à la normale.

Formes mortelles

Ces cas ne sont guère comparables entre eux, la mort étant survenue à des époques très différentes, à la suite de complications cardiaques ou respiratoires et, dans un cas, après une rechute.

D'autre part, le plus souvent, la tension n'a pu être relevée dans les derniers jours de la vie en raison des phénomènes ataxiques.

Chez deux malades morts pendant le deuxième septénaire, nous relevons chez l'un des tensions fortement diminuées, chez l'autre, au contraire, des tensions augmentées ; il est vrai que dans ce cas nous nous trouvions en présence d'une femme ayant abusé des alcools et de la vie en général.

Dans un troisième cas nous nous sommes trouvé en présence d'une tension moyenne, d'une façon irrégulière jusqu'à une date rapprochée de la mort, qui est arrivée pendant la défervescence thermique.

Dans un quatrième cas, la tension pendant les trois premiers septénaires s'était montrée plutôt augmentée, puis, pendant trois autres septénaires, moyenne, tandis que s'installait un abcès gangreneux du poumon, dont la malade mourait après neuf semaines de maladie, la tension n'ayant diminué qu'à la fin, la fièvre typhoïde proprement dite en quelque sorte terminée.

Enfin dans le cinquième cas, où la mort s'est montrée au cours d'une rechute, la tension ayant été suivie régulièrement du commencement à la fin, nous voyons, lors du premier cycle infectieux, la tension, moyenne d'abord, diminuer pendant la défervescence, puis, tandis que la rechute survient, diminuer toujours progressivement mais sans exagération extrême, la malade étant morte avec une tension de 12.

Bien que les matériaux, à ce point de vue de tensions mortelles, soient peu nombreux, nous remarquons que, dans l'ensemble, il n'y a pas de rapport étroit entre la baisse de tension et la gravité de ces formes.

OBSERVATIONS

I. — Dothiénentéries d'intensité moyenne

A. — *Tension moyenne à la période d'état*

Observation première.—B...(Clarisse), 27 ans, salle Achard-Espéronnier, lit n° 4, entre au septième jour d'une fièvre typhoïde de gravité moyenne, avec oscillations thermiques de 1° et parfois 2°. Pendant le deuxième et le troisième septénaires, la fièvre varie de 39° à 40°, le pouls de 120 à 90. La tension, partie de 16, se maintient aux environs de 15 jusqu'à la fin du troisième septénaire : elle baisse alors à 13.

Dans le quatrième septénaire, la tension varie, dans d'assez larges limites, de 16 à 13 et tombe même à 12 le jour où la température tombe au-dessous de 37°. Elle se relève alors graduellement jusqu'à 16, oscillant de 16 à 14.

Obs. II. — B... (Clémence), 20 ans, salle Achard-Espéronnier, lit n° 28, entre au cinquième jour d'une fièvre typhoïde, qui a duré trois semaines, sans complications. Pendant la période d'état, la température moyenne est 39°5. Pendant le deuxième septénaire, le pouls oscille entre 90 et 100, la tension varie de 15 à 14. Pendant le troisième septénaire, la température décroissant, le pouls oscillant entre 80 et 90, la tension passe de 14 à 12,5. Avec l'apyrexie, le pouls s'installe aux environs de 70, la tension se relève vite jusqu'à 16 et se fixe aux environs de 15.

Obs. III. — C... (Eugénie), 39 ans, salle Achard-Espéronnier, lit n° 29, accouchée depuis une semaine environ, entre, le onzième jour d'une fièvre typhoïde sans gravité particulière, d'une durée de quatre septénaires.

Pendant le deuxième septénaire, la température est de 39° en moyenne, le pouls est aux environs de 120, la tension se maintient haute 16-15 et jusqu'à 18.

Au moment du troisième septénaire, le pouls restant aux environs de 120, la température commençant à fléchir graduellement, la tension baisse brusquement de 18 à 13, puis oscille entre 13 et 15, et ce n'est qu'au moment de l'apyrexie complète qu'elle se fixe à 14 et 15, le pouls restant aux environs de 100.

Obs. IV. — V... (Anna), 22 ans, salle Achard-Espéronnier, lit n° 2, entre, à la fin du premier septénaire d'une fièvre typhoïde d'intensité moyenne, ayant duré trois semaines. Pendant la période d'état, la température moyenne est de 39°. Dans le deuxième septénaire, le pouls est aux environs de 110, la tension de 14 à 16 avec une chute momentanée à 13 (correspondant à des selles très abondantes). Pendant le troisième septénaire, le pouls tombe de 110 à 80, la tension se maintient aux environs de 14, elle tombe à 12 au moment où la température devient normale. Elle se relève ensuite progressivement et se fixe aux environs de 15, après une semaine d'apyrexie.

Obs. V. — L..., soldat au 122° de ligne, salle Martin-Tisson, lit n° 6, entre à la fin du premier septénaire d'une fièvre typhoïde, d'une durée de 4 septénaires. Pendant la période d'état, complications rénales, néphrite hémorragique dès le début, sans accidents généraux marqués. La température est de 39°-39°5, la tension se maintient à 13-14 avec un pouls à 90 en moyenne ; au moment de la défervescence, elle tombe à

11 avec un pouls de 75, mais se relève immédiatement et remonte à 14 dès le premier jour de l'apyrexie.

Obs. VI. — C... (Ernestine), 15 ans, salle Achard-Espéronnier, lit n° 27, entre le sixième jour d'une fièvre typhoïde, qui a duré trois septénaires.

Dans le deuxième septénaire, la température moyenne est de 39°, le pouls à 100. La tension monte d'abord de 13 à 16, puis descend progressivement de 16 à 11, minimum correspondant au début de la chute de température. En raison de cette baisse de pression, on donne de la caféine bien que le cœur soit suffisant. Il semble que la défervescence allait se faire très rapidement ; cependant, pendant un septénaire encore, la température s'élève le soir aux environs de 38°, le pouls est à 90.

Dans le troisième septénaire, la tension s'est relevée de 11 jusqu'à 15, puis, tandis que la fièvre s'efface, elle descend peu à peu et revient à 11 au jour de l'apyrexie. Elle reste alors pendant longtemps aux environs de 12 à 13, alors que l'état général est excellent et que la malade se lève.

Obs. VII. — C..., soldat au 17e de ligne, salle Martin-Tisson, lit n° 3. Entré au septième jour d'une fièvre typhoïde d'intensité moyenne, qui a duré quatre septénaires.

Pendant le deuxième septénaire, la température est de 39°5 en moyenne, la tension est de 14 à 15, le pouls aux environs de 80. Pendant le troisième septénaire, tandis que la température évolue entre 38° et 38°5, le pouls entre 60 et 80, la tension n'est plus que de 12 en moyenne. Puis, pendant le quatrième septénaire, correspondant à la défervescence complète, la tension, au lieu de s'abaisser, a suivi une marche ascendante jusqu'à 15, avec un pouls de 60 à 70, et s'est fixée pendant l'apyrexie à 13-14.

Obs. VIII. — L..., 23 ans, salle Boyer, lit n° 5. Fièvre typhoïde de gravité moyenne, avec cependant une atteinte assez marquée du cœur. Cinq septénaires.

Le malade entre à la fin du premier septénaire.

La maladie s'est marquée, au point de vue thermique pendant tout son cours, par une courbe brisée avec des oscillations de 2 à 3 degrés.

Au point de vue tension, celle-ci, abaissée à 12 le neuvième jour avec un cœur mou, qui indique l'emploi de la digitale, se relève et se maintient entre 14 et 16 pendant le deuxième et le troisième septénaire, bien que le cœur assourdi nécessite la caféine.

Dans le quatrième septénaire, elle atteint même les chiffres de 16 à 18. Dans cette période, le cœur devenu suffisant, la caféine est supprimée et la quinine donnée en raison des grandes oscillations thermiques.

Dans le cinquième septénaire, la tension tombe de 18 à 14 et se maintient alors aux environs de 15.

Ainsi, d'une façon générale, la tension s'est maintenue à une bonne hauteur; d'autre part, la courbe du pouls s'est montrée très régulière pendant tout le cours de la maladie aux environs de 80 pulsations. Malgré cette absence de tachycardie, malgré la bonne tenue correspondante de la pression, l'auscultation du cœur n'a cessé de témoigner un affaiblissement marqué du premier bruit à la pointe. Aussi, a-t-on dû donner d'une façon à peu près continue la caféine, surtout en lavements, quelquefois en injections.

Obs. IX. — M..., soldat au 2e génie, salle Martin-Tisson, lit n° 6, entre, à la fin du premier septénaire d'une fièvre typhoïde, d'une durée de trois septénaires.

Pendant la période d'état, la température est de 39° en moyenne. A la fin du premier septénaire, la tension est à 18 et

17, elle s'abaisse alors et se maintient aux environs de 15, jusqu'au moment de la défervescence, le pouls étant compris entre 90 et 100.

Au moment de la défervescence, la tension s'abaisse à 13, le pouls oscillant alors entre 70 et 80. Puis, après quelques oscillations de 13 à 15, la tension reprend sa valeur normale une quinzaine de jours après la fin du cycle thermique.

B. — *Tension diminuée à la période d'état*

Obs. X. — B... (Casimir), 21 ans, salle Fouquet, lit n° 32. Fièvre typhoïde de gravité moyenne ayant duré quatre septénaires. Pas de médication toni-cardiaque. Le malade entre à la fin du premier septénaire. Pendant la période d'état, qui comprend deux septénaires, la température oscille de 40° à 39°, le pouls reste aux environs de 90. La tension est faible, aux environs de 12, reste sensiblement uniforme 11 à 12,5. A la fin du troisième septénaire, le premier bruit du cœur est très assourdi mais sans donner de craintes sérieuses.

Dans le quatrième septénaire, tandis que la fièvre décroît, le pouls tombe progressivement à 60; la pression ne subit aucune modification, et, qu'il s'agisse de la période d'état, de la période de déclin ou de la période de convalescence consécutive, la courbe de tension reste à peu près horizontale, aux environs de 12, ou plutôt suit une marche continue d'ascension très légère. Ce n'est que fort tard, un mois et demi après le début de la maladie, qu'elle se relève et se fixe aux environs de 15, le pouls restant compris entre 60 et 70.

L'étude de la tension nous montre donc, dans ce cas, la régularité et la constance à peu près complète de l'hypotension. Pendant la période d'état, la tension ne se relève que très graduellement et très lentement, sans abaissement dans la période de défervescence.

Il est à remarquer aussi que le pouls, qui était, comme nous l'avons vu, tombé à 60 à la fin de la maladie, continue à décroître ensuite, tombe à 44 et ne se relève à 60-70 qu'un mois et demi environ après le début de la maladie, au moment où la tension a repris sa valeur normale.

Donc, dans ce cas, on trouve un exemple de tension faible coïncidant avec un pouls ralenti.

Obs. XI. — G... (Edouard), 28 ans, salle Fouquet, lit n° 33. Entré à la fin du premier septénaire d'une fièvre typhoïde d'intensité moyenne ayant duré trois septénaires.

Pendant la période d'état, la température oscille autour de 39°, le pouls de 80 à 90. La tension est faible, 11,5, monte à 13 pour descendre ensuite à 11.

Au moment de la défervescence, le pouls reste aux environs de 80, la tension est à 13, atteint son minimum 11 à l'apyrexie et oscille de 12 à 13 pendant la convalescence.

Obs. XII. — F..., salle Barthez, lit n° 4. Fièvre typhoïde d'une durée de quatre septénaires. Le malade entre au milieu du deuxième septénaire.

Courbe thermique très régulière. Pendant le deuxième septénaire, dans la période d'état, la température est de 39°5 en moyenne, le pouls oscillant aux environs de 100. La tension, notée encore à 15 le douzième jour, s'abaisse à 11,5 au commencement du troisième septénaire. On donne alors la caféine. La tension se relève, pendant ce troisième septénaire, à 13,5, ne diminue pas sensiblement pendant la période de défervescence, tandis qu'à partir de l'apyrexie, elle se relève rapidement à 15 et s'y fixe.

Obs. XIII. — L..., soldat au 2e génie, salle Martin-Tisson, lit n° 12. Entré à la fin du premier septénaire d'une fièvre typhoïde d'intensité moyenne.

Pendant le deuxième septénaire, la température oscille autour de 40°, le pouls autour de 90. La tension, qui était de 13 à 14, tombe alors à 10,5, et l'on donne de la spartéine pour combattre cette hypotension, le cœur ne faisant pas indication par lui-même.

Pendant le troisième septénaire, la température est à 38°5 en moyenne ; le pouls reste aux environs de 90 ; la tension va se relevant de 12 à 14 et jusqu'à 17. On cesse alors la spartéine. Nous sommes au quatrième septénaire, le cœur est resté bon ; le pouls bat aux environs de 80, la température s'est abaissée tout en présentant quelques clochers. La tension, à ce moment, tombe de jour en jour de 17 à 14, à 10 ; elle subit alors des oscillations qui la font passer de 10 à 14, de 11 à 15 ; enfin, avec l'apyrexie complète, elle s'établit aux environs de 13, le pouls restant à 70.

Obs. XIV. — L..., salle Fouquet, lit n° 1. Fièvre typhoïde de quatre semaines, de gravité moyenne, sans complications. Le malade entre à la fin du premier septénaire.

Pendant le deuxième septénaire, la tension baisse de 14 à 10; pendant le troisième, la tension remonte à 13, puis redescend à 10. Pendant le quatrième, la pression se relève de 10 à 13 et se maintient à ce niveau, sans baisse nouvelle au moment de la défervescence, pour remonter ensuite et se maintenir définitivement à 14. Pas de médication tonique ; le pouls s'est maintenu tout le temps dans les environs de 80, sans participer aux oscillations de la tension.

C. — *Tension augmentée à la période d'état*

Obs. XV. — H... (Louise), 23 ans, salle Achard-Espéronnier, lit n° 1. Fièvre typhoïde d'intensité moyenne, sans complications viscérales. Durée quatre septénaires.

La malade entre au septième jour. Evolution d'abord très simple, la fièvre tombant à la fin du deuxième septénaire, reprenant alors pour refaire un dôme avec oscillations marquées pendant deux nouveaux septénaires, maximum 39°5.

Pendant ces deux derniers septénaires, accidents hystériques, consistant surtout en apeurement, crainte de la mort, etc., alors que rien ne légitimait pareille crainte.

Le pouls, notamment, est toujours resté bon aux environs de 80. La tension, à 19 le neuvième jour, s'est abaissée à 15 dans le deuxième septénaire. Dans le troisième septénaire, elle s'est maintenue entre 15 et 17. A la fin du quatrième, en même temps que la température tombait, elle s'est abaissée jusqu'à 13. Avec l'apyrexie, elle est alors remontée et n'a cessé de se maintenir à 16.

Obs. XVI. — R... (Marie), 21 ans, salle Achard-Espéronnier, lit n° 32. Entre, le septième jour d'une fièvre typhoïde d'intensité moyenne, de trois septénaires de durée.

Pendant la période d'état, la température est, en moyenne, de 39°, le pouls aux environs de 100. Dans le deuxième septénaire, le pouls oscille de 100 à 90 ; la tension ne cesse d'être aux environs de 16 (c'est pourquoi nous considérons, dans ce cas, la tension comme augmentée, au moins relativement). Dans le troisième septénaire, la température baissant, le pouls étant à 90, la pression tombe à 14.

Avec l'apyrexie, elle oscille aux environs de 14, le pouls variant de 70 à 80. Enfin elle devient normale, 15, une quinzaine de jours après la cessation de la fièvre.

II. — DOTHIÉNENTÉRIES BÉNIGNES

A. — *Tension moyenne à la période d'état*

Obs. XVII. — Q...(Philomène), 23 ans, salle Achard-Espéronnier, lit n° 2. Fièvre thyphoïde bénigne d'une durée de quinze jours, sans aucune complication, bien que chez une femme récemment accouchée, ayant fait vers le milieu de sa grossesse une pleurésie séreuse à grand épanchement, ayant nécessité la ponction.

La malade entre au septième jour. La température est en moyenne de 39° et le pouls de 90°. La tension s'est maintenue de 16 à 14. Au moment où l'apyrexie s'installe, elle tombe de 15 à 12 pour se relever aussitôt à 16 et se fixer à 15 dans les jours suivants. On n'a pas donné de caféine.

Obs. XVIII. — J... (Hélène), 20 ans, salle Achard-Espéronnier, lit n° 29. Fièvre typhoïde bénigne chez une mitrale, ancienne choréique.

La fièvre a été extrêmement irrégulière, le pouls a baissé progressivement de 100 à 60.

Bonne tenue de la tension, qui, dans la période d'état, reste à 14-15 et dont le minimum, à la défervescence, n'excède pas 13. Pas de retentissement de l'infection typhique sur la cardiopathie mitrale.

Obs. XIX. — P,.. (Léonie), 31 ans, salle Achard-Espéronnier, lit n° 28. Fièvre typhoïde très bénigne.

La malade entre le dixième jour. La température qui est de 39°8 à l'entrée, oscille entre 38° et 39° pendant le deuxième septénaire, le pouls entre 100 et 110.

La tension n'a pas cessé de se maintenir, depuis le début, pendant les deux premiers septénaires, d'une façon uniforme, aux environs de 14. Elle n'a pas été suivie pendant tout le reste de la maladie.

Obs. XX. — L..., soldat au 2me génie, salle Martin-Tisson, lit n° 7. Fièvre typhoïde bénigne ayant duré trois septenaires. Le malade entre à la fin du premier septénaire.

Pendant la période d'état, la température est de 39° en moyenne. La tension qui était de 13 à 14, dans les jours qui ont suivi l'entrée, est trouvée de 10 et 9 au moment de l'apyrexie avec un pouls de 70 à 80, mais la tension se relève vite et une semaine après la défervescence, elle est à 15.

Obs. XXI. — G..., soldat au 17me de ligne, salle Martin-Tisson, lit n° 4. Entre à la fin du premier septénaire d'une fièvre typhoïde légère ayant duré trois septénaires.

Oscillations thermiques de 1 à 2 degrés, la température ne dépassant pas 38°5 comme maximum. Constipation.

La tension irrégulière varie de 11 à 14. Au moment de la défervescence, la tension tombe à 12, reste assez longtemps à 12-13 alors que le pouls ne dépasse pas 60.

Obs. XXII. — S..., soldat au 122e de ligne, salle Martin-Tisson, lit n° 8. Fièvre typhoïde, très bénigne, pour ainsi dire sans période d'état, n'ayant duré que deux septénaires.

Dans le deuxième septénaire, le pouls étant en moyenne de 70, la tension est de 14 en moyenne. Pas d'abaissement au moment de la défervescence, tout au contraire, à mesure que la température décroît la tension monte de 13,5 à 15 et à 18 avec un pouls aux environs de 50.

Obs. XXIII. — Paul R..., 19 ans, salle Fouquet, lit n° 1. Fièvre typhoïde d'une durée de deux septénaires. La température moyenne est cependant élevée, aux environs de 40° avec un pouls aux environs de 100 et une tension se maintenant d'une façon fixe à 14.

Dans ce cas, la chute thermique s'est faite très vite, à telle enseigne que la courbe ressemble de très près à une courbe de pneumonie, sans abaissement de la pression.

On a observé à plusieurs reprises l'assourdissement du premier bruit du cœur, bien que la tension fût à un chiffre presque normal.

B. — *Tension diminuée à la période d'état*

Obs. XXIV. — S..., 28 ans, salle Fouquet, lit n° 1. Entré au huitième jour d'une fièvre typhoïde bénigne, dont la durée a été de trois septénaires,

La température a varié entre 38 et 39°, pendant le deuxième septénaire, entre 38 et 37° pendant le troisième.

Le pouls a oscillé entre 80 et 90 jusqu'au moment de l'apyrexie où il s'est ralenti à 50.

La tension, faible dès l'entrée, n'a cessé de l'être dans son ensemble. Au moment de la défervescence elle atteint son maximum d'abaissement, puis se relève peu à peu mais lentement et n'arrive à la normale qu'après avoir présenté une série d'oscillations.

Obs. XXV. — L..., 20 ans, salle Fouquet, n° 31. Fièvre typhoïde bénigne d'une durée de trois septénaires.

Pas de médication toni-cardiaque. Le malade entre vers la fin du premier septénaire. La température oscille entre 38° et 39°, pendant le deuxième et le troisième septénaires. Pendant cette période, le pouls reste bon aux environs de 80, la tension se maintient à 12-13.

Au moment où la température diminue progressivement, la tension baisse un peu, se maintenant entre 11 et 12 ; elle reprend ensuite sa valeur moyenne et se fixe aux environs de 15.

Obs. XXVI. — M..., salle Achard-Espéronnier, lit n° 28. Entrée au neuvième jour d'une dothiénenthérie bénigne, ayant duré deux septénaires.

Pendant la période d'état, la température moyenne est de 39°5 ; dans le deuxième septénaire, le pouls s'abaisse progressivement de 120 à 100, la tension reste au chiffre moyen de 13. Elle baisse un instant, au moment de l'apyrexie (11), tandis que le pouls est tombé à 80-70. Elle n'atteint le chiffre de 14 qu'après une semaine environ après la cessation de toute fièvre.

Obs. XXVII. — P..., 24 ans, salle Fouquet, lit n° 3. Entre au huitième jour d'une fièvre typhoïde bénigne dont la durée a été de deux septénaires, et qui, en dehors des symptômes habituels, s'est accompagnée de sueurs abondantes. Dès le deuxième septénaire, la température décroit en lysis, le pouls se maintient à 80-70, la tension, diminuée au moment de l'entrée, 12, se relève progressivement, tandis que la température commence à décroître. La pression subit ensuite un abaissement léger au moment de l'apyrexie, pour se relever alors rapidement et atteindre la normale, le pouls n'ayant cessé d'osciller de 80 à 70.

Obs. XXVIII. — C..., 19 ans, salle Fouquet, lit n° 2, entre à la fin du premier septénaire, d'une fièvre typhoïde bénigne de trois septénaires de durée.

Pendant le deuxième septénaire, la tension suit une marche ascendante de 13 à 15; à la fin du deuxième septénaire, au moment où la température fléchit, la pression tombe de 15 à 13. Elle se relève alors et se maintient aux environs de 14, tandis que la température revient à la normale.

Le pouls s'est toujours montré lent et l'on note, au moment de la convalescence, des pouls de 50 à 40, avec une tension de 15 à 14.

Obs. XXIX. — F... (Henri), soldat au 2me génie, salle Martin-Tisson, n° 10. Entré le cinquième jour d'une fièvre typhoïde bénigne, ayant duré trois septénaires.

Pendant la fin du premier septénaire et tout le second, la température est de 38°,5 en moyenne, le pouls à 60

La tension, pendant le deuxième septénaire, est passée de 15 jusqu'à 11, oscillant aux environs de 12.

Pendant le troisième septénaire, période de défervescence, le pouls est aux environs de 70, la tension est encore plus basse, 11 et même 10, avec un pouls alors au-dessous de 60. Ce n'est qu'au moment de l'apyrexie que la pression remonte rapidement en quelques jours jusqu'à récupérer 14. On n'a pas administré de caféine, il n'y a pas eu de signes d'affaiblissement cardiaque marqué.

Obs. XXX. — B..., 18 ans, salle Fouquet, lit n° 32. Entré à la fin du premier septénaire d'une fièvre typhoïde bénigne, d'une durée de trois septénaires.

Pendant le deuxième septénaire, la température oscille entre 38° et 39°, le pouls entre 80 et 90, et la tension tombe de 14 à 12. Dans le troisième septénaire, la tension s'élève d'abord jusqu'à 14 et même 16, alors que la température est en descente. Le pouls, parallèlement à la température et inversement à la tension, subit une progression décroissante, tombe à 50 ; puis, à la fin du troisième septénaire, la température, arrivant à la normale, la tension baisse progressivement jusqu'à 12 et le pouls tombe jusqu'à 40.

Pendant la convalescence, la tension reste aux environs de 13 et le pouls oscille entre 50 et 60.

Obs. XXXI. — V..., 35 ans, salle Fouquet, n° 31. Entré le vingtième jour d'une fièvre typhoïde bénigne, ayant présenté, pendant la longue période qui a précédé l'entrée à l'hôpital, les signes atténués d'une dothiénentérie (forme ambulatoire).

La maladie traîne encore trois nouveaux septénaires avec toujours des symptômes très atténués; on a noté, cependant, des taches et la réaction de Widal s'est montrée positive.

La température n'a pas dépassé 38°,5 et a présenté dans sa marche quelques irrégularités. La tension a également oscillé entre 12 et 14. Le pouls est allé diminuant de 96 à 58, avec

12 de tension à ce moment, pour remonter ensuite et se fixer aux environs de 80, au moment de la convalescence, tandis que la tension faisait retour à la normale.

III. — Dothiénentéries graves

A. — *Tension moyenne à la période d'état*

Obs. XXXII. — A...., soldat au 2me génie, salle Martin-Tisson, lit n° 26. Entré au dixième jour d'une dothiénentérie, qui s'est montrée grave en raison d'une dépression du cœur (premier bruit imperceptible et deuxième assourdi), très accentuée dès le début. Durée quatre septénaires.

Pendant le deuxième septénaire, la température a été de 39°5 en moyenne ; pendant le troisième, elle a oscillé de 38 à 39° ; le quatrième correspondant à la défervescence.

Pendant le deuxième septénaire, la tension a oscillé entre 13,5 et 14, le pouls restant compris entre 80 et 110. Pendant le troisième septénaire, la tension se remonte même de 13 à 15 avant de baisser à 12. Au moment de la défervescence, elle est restée diminuée, mais en voie de remontement au moment où s'établit la convalescence.

B. — *Tension diminuée à la période d'état*

Obs. XXXIII. — S... (Lucie), 22 ans, salle Bichat, n° 11. En traitement déjà à la salle Desault pour une brûlure, pour laquelle on avait fait des greffes épidermiques.

Fièvre typhoïde d'une durée de cinq semaines.

Pendant quatre semaines, la température se maintient entre 39 et 40°. Pendant tout le cours de la maladie, la faiblesse du myocarde a été assez intense et a nécessité des injections de sérum artificiel et une médication toni-cardiaque.

La tension s'est maintenue d'une façon à peu près uniforme

aux environs de 13, avec chute au moment de la défervescence, 11 et relèvement rapide 14.

Obs. XXXIV. — B .. (Lucien) soldat au 17me de ligne, salle Martin-Tisson, lit n° 2. Fièvre typhoïde grave adynamique, avec phénomènes de stase pulmonaire allant même jusqu'à l'inflammation broncho-pneumonique, faiblesse cardiaque survenue surtout à partir du troisième septénaire, ayant nécessité, pendant les trois semaines suivantes, la médication caféinique augmentée, certains jours, par des injections de sérum.

La température, pendant trois semaines, a évolué entre 39°5 et 40°; pendant les trois autres septénaires, elle s'est montrée sous forme de grandes oscillations de deux degrés en moyenne.

Le pouls s'est maintenu tout le temps, à peu près constamment, aux environs de 90.

La tension, qui était à 15 au septième jour, va baissant 13,5, 12,5 et jusqu'à 10 pendant le deuxième septénaire; alors, elle se relève et se maintient aux environs de 13,5 pendant le troisième. A partir de ce moment, elle subit des oscillations irrégulières avec minimum de 11 et maximum de 15. Ces irrégularités de la pression correspondent à la période des grandes oscillations thermiques et aussi à cette période où le cœur étant affaibli, la médication toni-cardiaque était activement poussée.

Au moment de la défervescense thermique finale, on note l'abaissement graduel de la pression, de 14 jusqu'à 10 ; immédiatement alors, la pression se relève aux environs de 13 et monte assez rapidement jusqu'à 15.

Dans ce cas, la constance du pouls est à opposer aux variations de la pression.

Obs. XXXV. — D.. , 19 ans, salle Fouquet, lit n° 1. Le malade entre au commencement du troisième septénaire d'une fièvre typhoïde de forme assez sévère, de quatre septénaires de durée.

Pendant le troisième septénaire, la tension baisse de 14 à 11 en présentant quelques oscillations. A la fin du troisième septénaire, la pression étant de 11 et le cœur se montrant faible sans tachycardie, on fait une injection de 500 centimètres cubes de sérum caféiné ; sous cette influence, la tension se relève à 13 et jusqu'à 15. A partir de ce moment et pendant tout le quatrième septénaire, elle descend progressivement de 15 à 10 jusqu'à la chute de la fièvre et malgré l'administration ininterrompue des toniques du cœur (caféine, spartéine).

A partir du jour correspondant à l'apyrexie, la tension remonte au contraire progressivement de 10 à 15 et se maintient aux environs de ce chiffre.

Obs. XXXVI. — C..., soldat au 2me génie, salle Martin-Tisson, lit n° 11. Fièvre typhoïde de forme adynamique, dépression nerveuse considérable, durée six septénaires.

Le malade entre au septième jour. La température s'est maintenue pendant le deuxième et le troisième septénaires à 39°-39°5, le pouls a battu à peu près constamment aux environs de 80. Le cœur cependant, dès le troisième septénaire a participé à l'asthénie générale et, dès cette époque, pendant quinze jours, on n'a cessé de faire de la caféine et parfois des injections de sérum.

La tension qui était encore de 15 au neuvième jour s'est mise à baisser pendant le deuxième et le troisième septénaires à 12 et à 10. A partir du quatrième septénaire, elle a oscillé de 12 à 13 et pendant le cinquième, elle est restée fixée à 14.

Il semble que, dans ce cas, la médication toni-cardiaque activement poussée a permis à la tension sanguine de se maintenir à un chiffre moyen de 13 à une période où l'abaissement antérieur de la pression semblait devoir entraîner un abaissement plus grand encore.

Dans ce cas, nous n'avons pas observé le moindre abaissement au moment de la défervescence ; de plus, le pouls n'a pas suivi la tension, on a, par exemple, des tensions de 15 et de 10 avec un même pouls à 70.

IV. — Dothiénentéries de formes mortelles

Obs. XXXVII. — D..., soldat au 2me génie, salle Martin-Tisson, lit n° 11. Fièvre typhoïde de forme adynamique.

Entré dans le deuxième septénaire, la température est très élevée, 40°5 en moyenne.

Phénomènes congestifs violents du côté du poumon avec cyanose, dyspnée, asphyxie progressive, affaiblissement profond du cœur. Le pouls monte progressivement de 120 à 150, tandis que la tension déjà très affaiblie 12,5, faiblit encore pour tomber à 11. Mort le dixième jour.

Obs. XXXVIII. — H... (Appolonie), 24 ans, salle Achard-Espéronnier, lit n° 29. Fièvre typhoïde ataxo-adynamique ayant évolué pendant le deuxième septénaire dans le service.

Malgré des tensions élevées, 17-18, le pouls remonte progressivement de 110 à 160, la température de 38°1 à 42°, et la malade meurt.

Cependant, on ne sait ce qu'est devenue la tension dans les quarante-huit dernières heures ; mais il est à remarquer que le début de la phase d'aggravation mortelle marquée par l'ascension rapide de la température et du pouls a commencé avec une tension qui se maintenait depuis plusieurs jours aux environs de 17.

Obs. XXXIX. — B... (Marie), 23 ans, salle Achard-Espéronnier, lit n° 27. Fièvre typhoïde grave, terminée par la mort au vingt-septième jour.

Entrée au quinzième jour ; pendant le troisième septénaire, la température est de 39° à 40°, le pouls aux environs de 120. la tension, progressivement décroissante, de 15 à 12. Avec le quatrième septénaire, la température décroît, mais le pouls reste élevé ; cependant, la tension s'est remontée de 12 à 15, alors que le cœur était très précaire et que l'état général devenait de plus en plus mauvais, puisque la mort survenait trois jours après.

Obs. XL. — C... (Marie), 29 ans, salle Achard-Espéronnier, lit n° 1. Entrée le dixième jour d'une fièvre typhoïde grave. La température est élevée à 40°2, le pouls bat à 124, la tension est à 18.

Pendant le deuxième septénaire, la température moyenne reste aux environs de 40°, le pouls demeure aux environs de 130.

Le cœur reste faible, malgré l'usage journalier d'injections de caféine ; on note même de la tendance à l'égalité des silences, sans cependant arriver à l'embryocardie vraie. La tension reste, malgré tout, à un niveau élevé et ne descend pas au-dessous de 14.

Pendant le troisième septénaire, la température oscille entre 39° et 40°, le pouls entre 120 et 130, la tension reste élevée, de 15 à 17. Enfin, le vingt-cinquième jour, la température commence à baisser, atteint 38°, le pouls ne bat plus qu'à 110, la tension tombe à 14. L'état général paraît meilleur, mais cette esquisse de défervescence n'est que de très courte durée : deux jours après, la température remonte à 39°8 ; une broncho-pneumonie se révèle, dont la malade meurt, au cinquantième jour environ à partir du début de sa maladie.

Pendant la deuxième période de la maladie, correspondant à la complication thoracique, la tension s'est encore maintenue au chiffre de 15, et ce n'est que dans les derniers jours précédant la mort qu'elle est tombée à 12,5.

Obs. XLI. — B... (Marie), 20 ans, salle Achard-Espéronnier, lit n° 31. Fièvre typhoïde avec rechute. La malade entre au huitième jour.

Dans une première phase de la maladie, l'affection paraît d'intensité moyenne. Dans le deuxième septénaire, la température moyenne est de 39°5, le pouls oscillant de 120 à 90 et la tension de 16 à 13,5. Pendant le troisième septénaire, la température moyenne est de 38°5 avec oscillations décroissantes. Le pouls oscille de 110 à 90 et la tension de 14 à 13.

La défervescence paraît se faire, mais au 20e jour, la fièvre repart, remonte et se maintient à 40°5 en moyenne ; le pouls bat aux environs de 130 et la tension tombe de 14 à 12, chiffre qui ne varie pas jusqu'au jour de la mort, survenue par collapsus cardiaque à la fin de la quatrième semaine à partir du début de la maladie.

Dans ce cas donc, la tension n'a cessé de baisser du début à la fin de 16 à 12, malgré l'usage des toniques, mais elle l'a fait d'une façon très régulière et sans qu'il y ait eu d'abaissement frappant à la fin de la première phase.

RÉSUMÉ ET CONCLUSIONS

Nous avons recherché l'état de la tension aux diverses périodes de la maladie dans 41 cas de fièvre typhoïde. Sur ce nombre, les dothiénentéries d'intensité moyenne comptent pour 16, les dothiénentéries bénignes pour 15, les dothiénentéries graves pour 5, et les dothiénentéries mortelles pour 5.

La tension a été étudiée pour chacun de ces groupes, dans les conditions les plus comparables, aux diverses étapes de la maladie.

Formes d'intensité moyenne. — *Pendant la période d'état*, sur 16 cas, nous trouvons: 9 fois, la tension équilibrée ; 5 fois, diminuée et 2 fois, augmentée (au moins relativement); c'est-à-dire, en somme, que la tension n'est nettement diminuée à cette période que dans un tiers des cas environ.

Dans la période de défervescence, on constate un abaissement de tension presque constant et l'on remarque que, dans les cas où cet abaissement de la défervescence ne se produit pas, il s'agit de tensions déjà antérieurement diminuées.

Au moment de l'apyrexie, la tension n'est diminuée que dans les deux tiers des cas environ, équilibrée dans l'autre.

Dans la première semaine de la convalescence, la tension est revenue à la normale dans les deux tiers des cas, reste diminuée dans l'autre.

Formes bénignes. — *Pendant la période d'état*, sur 15 cas

nous trouvons, en proportions à peu près égales, des tensions soit diminuées, soit moyennes.

Dans la période de défervescence, il se produit un abaissement comparable à celui des dothiénentéries d'intensité moyenne.

Au moment de l'apyrexie, la tension reste encore ici le plus souvent diminuée.

Dans la première semaine de convalescence, elle revient, à la normale dans la majorité des cas.

Formes graves. — *Pendant la période d'état,* sur 5 cas nous trouvons 4 fois la tension diminuée et 1 fois équilibrée.

Dans la période de défervescence, l'abaissement est encore constant à celui des autres formes.

Au moment de l'apyrexie, la tension reste diminuée 4 fois sur 5.

Dans la première semaine de la convalescence, la tension revient à la normale 3 fois sur 4.

De l'ensemble de nos observations, un fait se dégage nettement, c'est l'abaissement de la tension au moment de la défervescence thermique, comme l'avaient parfaitement indiqué MM. Alezais et François. Nous voyons, d'autre part, que, d'une façon générale, la tension fait retour à la normale pendant la première semaine de la convalescence, dans le plus grand nombre des cas. Quant à la question des rapports de la tension au moment de la période d'état avec la forme de la maladie, nous ne pouvons pas plus dire que la diminution de la tension soit en rapport avec la gravité de l'infection que l'équilibration avec sa bénignité.

Il semblerait donc que l'état de la tension ne puisse contribuer beaucoup à établir le diagnostic de telle ou telle forme de fièvre typhoïde et son pronostic.

Pour apprécier plus exactement les valeurs de la tension

sanguine dans la fièvre typhoïde, il faudra l'étudier dans ses rapports avec les autres phénomènes morbides (température, pouls, etc.) et non comme un élément isolé ; peut-être alors l'état de la tension artérielle acquerra-t-il une importance clinique plus évidente.

SERMENT

En présence des Maîtres de cette École, de mes chers condisciples et devant l'effigie d'Hippocrate, je promets et je jure, au nom de l'Être suprême, d'être fidèle aux lois de l'honneur et de la probité dans l'exercice de la Médecine. Je donnerai mes soins gratuits à l'indigent, et n'exigerai jamais un salaire au-dessus de mon travail. Admis dans l'intérieur des maisons, mes yeux ne verront pas ce qui s'y passe ; ma langue taira les secrets qui me seront confiés, et mon état ne servira pas à corrompre les mœurs ni à favoriser le crime. Respectueux et reconnaissant envers mes Maîtres, je rendrai à leurs enfants l'instruction que j'ai reçue de leurs pères.

Que les hommes m'accordent leur estime si je suis fidèle à mes promesses ! Que je sois couvert d'opprobre et méprisé de mes confrères si j'y manque !

www.ingramcontent.com/pod-product-compliance
Lightning Source LLC
LaVergne TN
LVHW012003160826
845678LV00002B/683

* 9 7 8 2 3 2 9 6 7 6 2 5 8 *